Steed Dölger
Amore - Il destino dell'uomo

Steed Dölger

Amore
Il destino dell'uomo

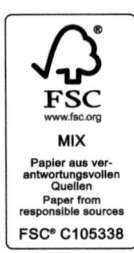

Copyright dell'edizione italiana © 2016 Steed Dölger
Contatto: www.steed-doelger.de

Copyright dell'edizione tedesca © 1993 Steed Dölger
Seconda edizione riveduta, settembre 2004, cambiata 2009
terza edizione 2016, ISBN 978-3-741-26643-0 (edizione tedesca)

Questo libro fu tradotto finora in varie lingue (vedi pag. 83)
Tradotto dalla lingua tedesca: Neela Eva Klug, gennaio/2010

Creazione grafica
Sevira Patricia Landsberg, Troisdorf
Il contatto: www.sevira-consult.de

Il frontespizio: il tempio di Sathya Sai Baba nel Ashram principale
Prasanthi Nilayam in Puttaparthi/India del sud.
Foto: privato

Tutti i diritti riservati , anche quelli di riproduzione di estratti,
di trasmissione fotomeccanica e di traduzione.

Produzione e casa editrice
BoD - Books on Demand, Norderstedt
ISBN 978-3-741-28225-6

*Questo libro è dedicato
alla creazione divina.
Che tutti gli esseri umani si ricordino
della loro luce divina.*

Indice

Prefazione — 9

Capitolo:

1. Sulla natura dell'Amore — 11
2. Su tutto che c'è — 13
3. Sulla natura di Dio — 15
4. Sulla natura di Lucifero — 17
5. Sulla natura della creazione — 20
6. Sulla natura dell'uomo — 23
7. Sul risanamento dell'uomo — 37

8. Sul suono
   - la musica dell'Amore   *48*

9. Sul ballo
   - il gioco della luce   *58*

10. Sulla luce e sui colori
    - la vita è colorata   *62*

11. Sulla comunicazione
    - lo scambio nel cosmo   *68*

12. Sul tuo essere nell'universo   *74*

Su Steed Dölger   *81*

Contatto   *82*

Prefazione

Decenti di lavoro come insegnate spirituale dimostrano che in questi tempi sempre più persone sono aperte al loro sviluppo spirituale. Hanno il presentimento che sono esseri di anima e vogliono imparare ad andare la loro via di luce coscientemente. Ciò è sensato come lo sviluppo cosmico dell'umanità e del mondo sta passando all'epoca d´oro.

Durante questo tempo di passaggio però si devono sciogliere gli intrecci terrestri e le interpretazione sbagliate dell'Amore divino. Per l'umanità sta arrivando l'ora di vivere il suo vero e proprio destino – il suo vero Amore.

Perciò bisogna essere sempre aperti e onesti. Responsabilità propria, meditazione e preghiera accompagnano ogni giorno, affinché la vera e propria spiritualità dell'uomo si manifesti nella sua vita di tutti i giorni.

Il libretto presente descrive la storia più appassionante dell'umanità. Auguro al lettore un approccio affettuoso e benedetto nel suo mondo spirituale fino al *Riconosci te stesso*.

Steed Dölger, Troisdorf, settembre 2004

Sulla natura dell'Amore

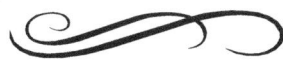

Amore.
Amore senza fine.

Amore è in tutti i cuori.
Amore è da presto a tardi.
Amore è la via, la destinazione.
Amore è la luce dei mondi.
Amore è la più grande forza creatrice.
Amore è la legge del cosmo.
Amore è nella luce e nel buio.
Amore è la massima energia.

Amore è il massimo essere.
Amore è senza limiti.
Amore è senza spazio.
Amore è senza tempo.

1. Capitolo – Sulla natura dell'Amore

Amore è pazzo d'Amore.

Amore è uno stato d'essere.
Amore è la forma originaria di ogni essere.

Amore è il destino dell'uomo.
Amore è tanto bello, tanto puro,
tanto pieno di forza.
Amore è nello stato sveglio e nel sogno.
Amore è il sopra e il sotto.
Amore è l'ordine e il caos.
Amore è la vibrazione e il punto.
Amore è il cerchio e la spirale.
Amore è il superamento di tutto ciò.
Amore è l'energia per eccellenza.

Amore è l'umanità.
Amore è la creazione.
Amore è il cosmo.
Amore è l'universo.
Amore è tutto.
Amore è Dio.

Amore senza fine.
Amore.

Su tutto che c'è

Tutto che c'è, è suono.
Tutto che c'è, è colore.
Tutto che c'è, è luce.
Tutto che c'è, è Amore.
Tutto che c'è, è essere.
Tutto che c'è, è Dio.

Tutto che c'è, è vero nell'Amore.
Tutto che c'è, è vero e verace.

Tutto che c'è, è Amore, è coscienza.
Tutto che c'è, è di quell'unico Amore.

Tutto che c'è, canta nella luce dell'essere.
Tutto che c'è, balla nella luce dell'essere.
Tutto che c'è, vibra nella luce dell'essere.

2. Capitolo – Su tutto che c'è

*Tutto che c'è,
anche il più piccolo
granello cosmico,
è onnipotente nella sua coscienza.*

*Tutto che c'è,
anche la più piccola
cellula umana,
è onnipotente nella sua coscienza.*

*Tutto che c'è e che non crede
di essere Amore,
è in questa cognizione
di nuovo è un bambino dell'Amore.*

Sulla natura di Dio

Dio.

Dio è.

Dio è Amore.

Dio è all'inizio.

Dio è alla fine.

Dio è in tutto.

Dio è il non esprimibile.

Dio è infinito.

3. Capitolo – Sulla natura di Dio

Dio è senza spazio.

Dio è senza tempo.

Dio è il superamento di tutto ciò.

Dio è Amore.

Dio è.

Dio.

Sulla natura di Lucifero

Lucifero,
il presunto principe dell'oscurità,
lui prega la forza dell'Amore.

Lucifero,
l'incompreso,
lui era sempre nella luce.

Lucifero,
il portatore di luce,
lui porta l'Amore in palmo di mani.

Lucifero,
il principe della conoscenza,
lui era sempre pieno d'Amore.

4. Capitolo - Sulla natura di Lucifero

Lucifero,
lui porta la luce.

Lucifero,
lui porta la capacità di riconoscere.

Lucifero,
lui porta la capacità di decidere.

Lucifero,
lui permette tramite la sua luce
all'uomo
di entrare nel suo sviluppo cosmico.

Lucifero,
lui permette tramite la sua luce
all'uomo
di tornare nella luce.

Lucifero,
che era indispensabile per
lo sviluppo dell'umanità,
affinché
non dovesse vivere nel buio eterno.

*Nonostante ciò esiste
ancora il buio sulla terra,
come l'uomo
li tiene ancora il buio.*

*Nell'uomo
il buio è ancora legato.
Pero nell'uomo
il buio viene anche superato.*

*Perché il carattere
dell'uomo
è puro Amore divino.*

5. Capitolo

Sulla natura della creazione

Prima dell'inizio
non c'era né essere né non essere ,
e Dio non era conscio del suo essere.

All'inizio
Dio si riconosceva nel sé come spirito.

All'inizio
c'era la parola,
e la parola era
il tono,
la vibrazione,
il suono AUM,
e questa creazione iniziava.

5. Capitolo - Sulla natura della creazione

E lo spirito è l'Amore, l'essere eterno.
E lo spirito è l'anima dell'universo.
E lo spirito è Dio.

Dio è la creazione amante.
Dio è l'Amore.
Dio è Amore.

Dio
ha creato la terra,
affinché
gli esseri dell'Amore
ci
possano apprendere coscientemente
l'Amore.

Perché tutti gli esseri
sono nella luce e nell'Amore.

Perché tutti gli esseri
sono esseri di luce dell'Amore.

E un tale essere dell'Amore lo è anche l'uomo.

Lui è un essere di luce di Dio.

5. Capitolo - Sulla natura della creazione

*E avendo lo stesso carattere
di Dio,
può rendere la materia
più ricca di luce.*

*Perchè essere uomo significa:
essere portatore della luce.*

*Perchè essere uomo significa:
essere latore della luce.*

*Perchè essere uomo significa:
essere trasformatore in luce.*

Sulla natura dell'uomo

*All'inizio
cielo e terra erano uniti.*

*All'inizio
l'uomo era
ancora coscientemente nei cieli.*

*All'inizio
l'uomo non aveva
ancora la capacità di distinguere.*

*Poi, venendo dall'unità,
l'uomo prendeva
la via della dualità.*

6. Capitolo – Sulla natura dell'uomo

*Poi, venendo dall'unità,
l'uomo prendeva
la via
della conoscenza.*

*Poi, venendo dall'unità,
l'uomo prendeva
la via della distinzione
tramite la luce della conoscenza.*

*L'uomo
è tanto pieno di luce e di Amore,
che nel suo intimo
crea la possibilità della separazione.*

*L'uomo
ama tanto Dio,
è tanto pieno di luce e di Amore,
che attira il buio del cosmo su di sé,
per illuminarlo nella sua luce.*

*L'uomo
è tanto pieno di luce e di Amore,
che crea luce nel buio.*

6. Capitolo – Sulla natura dell'uomo

*Questa forma massima
del separarsi,
l'esperienza della dualità
era necessaria
per lo sviluppo
dell'umanità.*

*Lo sviluppo
dell'umanità
permette però,
nell'epoca d'oro,
di superare di nuovo questa separazione.*

*L'uomo,
benché nella luce della creazione
un bambino d'Amore,
spesso non crede più,
di essere un bambino d'Amore.*

Questo è l'errore che l'uomo vive.

*Questo è l'errore
che lo permette
di separarsi nel buio
di tutto quello che c'è nella luce.*

6. Capitolo – Sulla natura dell'uomo

*L'uomo,
affascinato dagli intrecci
con la natura materiale,
non riconosce più il suo vero essere
nella luce.*

*Non si identifica più
con il suo essere divino.*

Non crede più di essere di Dio.

*È ora
per l'uomo di aprire di nuovo
i suoi occhi
alla luce.*

*È ora
per l'uomo di diventare cosciente
della luce
che lui è.*

*È ora
per l'uomo di lascare l'idea
che il buio esista ancora.*

6. Capitolo – Sulla natura dell'uomo

È ora
per l'uomo di permettere la sua idea
di superare il buio,
per trovare coscientemente l'unità.

L'uomo non giungeva alla dualità,
in seguito ai suoi peccati,
no!

Giungeva alla dualità,
alla conoscenza tramite la luce,
in seguito alla grazia di Dio.

Uomo,
riconosci, è ora per te.

L'ora del buio sta passando!
La luce è onnipresente di nuovo.

Ricordati,
uomo, tu sei nella luce.

Ricordati,
uomo, tu sei la luce.

6. Capitolo - Sulla natura dell'uomo

*Ricordati
come essere di luce,
che il tuo essere è luce e Amore.*

*Ricordati
come essere d'Amore,
che tu sei un trasformatore in luce.*

*Trasforma
energie grosse in quelle più luminose.
Trasforma
materia grossa in luce.
Trasforma
in Amore andando
dal tuo buio nella luce.*

*Tu sei luce.
Tu sei Amore.*

*Tu sei luce e Amore,
così come sono un tutt'uno la luce e l'Amore.*

*Sei dunque un essere che
non è solo oggetto,
ma anche soggetto dell'Amore.*

6. Capitolo – Sulla natura dell'uomo

*Tu sei un essere,
la cui
capacità di amare e straordinaria .*

*Tu sei un essere,
la cui
capacità di amare
nella sua espressione massima è Amore puro.*

*Tu sei un essere
che per
la sua coscienza duale
è capace di essere l'Amore
coscientemente.*

*In questa maniera ciò non é
neanche possibile
agli angeli nei cieli,
benché il loro essere
sia Amore onnipresente.*

*Uomo,
riconosci,
è questo che ti distingue
da altri esseri.*

6. Capitolo – Sulla natura dell'uomo

*Tu sei il creatore
del tuo Amore.
Tu sei il creatore
del tuo essere.*

*Ciò ti è possibile solo
tramite la grazia di Dio.*

*Credi di nuovo alla tua luce.
Credi di nuovo al tuo Amore.
Credi di nuovo alla tua divinità.*

*Ne sei capace.
Approfitta della tua capacità di riconoscere.*

*Ne sei capace.
Approfitta della tua libertà di decidere.*

*Ne sei capace.
Approfitta della tua volontà libera
e deciditi.*

*Ritorna alla luce.
Ritorna all'unità cosmica.*

6. Capitolo – Sulla natura dell'uomo

*Senti
dentro di te il giubilo di ogni essere.*

*Senti
dentro di te il canto nei cieli.*

*Senti
dentro di te il messaggio della luce:*

*Tu sei nella luce.
Tu sei la luce per tutti i tempi.
Tu sei quello che sei.
Tu sei un tutt'uno con tutto.
Tu sei un tutt'uno con Dio.*

*Il buio è superato.
Il buio è nella luce.*

Apriti e sii pronto.

*Sii pronto
da lavoratore di luce,
di ritornare
nella luce.*

6. Capitolo – Sulla natura dell'uomo

*Liberati da tutti i legami
che hai ancora
con il mondo materiale,
prima che ritorni.*

*Ricordati:
Il tuo corpo
è il tempio della tua anima.*

*Ricordati:
Come essere
dello spirito e della materia
puoi superare
il buio della materia
tramite la tua luce.*

*Ricordati:
Il tuo spirito regna sulla materia.
Il tuo spirito si materializza come luce.
Il tuo spirito è luce nella luce.*

*Ricordati:
La tua luce e il tuo Amore superano
la ruota della reincarnazione.*

6. Capitolo – Sulla natura dell'uomo

Ricordati:
Tu sei cosi ricco di luce
che superi nascita e morte.

Il messaggio dell'Amore è:

Uomo, supera i tuoi limiti.
Uomo, supera la tua mortalità.

Tu sei un bambino della luce
e
tutte le energie della luce
sono alla tua disposizione.

Puoi trasformare
il tuo corpo in luce pura
ed essere di nuovo un tutt'uno con la luce
divina.

È il messaggio più bello che c'è:
Tu sei nella luce.
Tu ci sei riuscito.
Senti adesso la tua divinità.

Il buio non esiste veramente.

6. Capitolo – Sulla natura dell'uomo

*Il buio persiste ancora solo
nella tua immaginazione.
Lascia andare le tue
immaginazioni e identificazioni.*

*Lascia andare i tuoi
legami e compromessi.*

*Non sei schiavo della materia.
Tu sei la luce
che rende la materia più ricca di luce.
Tu sei la forza della luce.
Tu sei un essere dell'Amore.
Tu sei un essere di Dio.*

*L'Amore è dunque il creatore della tua specie.
L'Amore è quello che ti guida sempre.
L'Amore è quello che ti illumina sempre.
L'Amore è quello che ti collega.
L'Amore è quello che tu sei.
L'Amore è il tuo vero essere.*

*Credi in te e nella tua forza!
Credi nella forza della tua luce!
Credi nella forza del tuo Amore!*

6. Capitolo – Sulla natura dell'uomo

*Nessun'
anima umana
va persa
nella creazione di Dio!*

*Nessun'
anima umana
viene dimenticata
nella creazione di Dio!*

*Nessun'
anima umana
cade
nella dannazione eterna.*

E il messaggio divino che rende felice è:

*Cielo e terra diventano di nuovo un tutt'uno
nell'epoca della ri-unione,
nell'epoca d'oro,
nell'uomo,
perché l'unione si svolge in lui.*

*Questo è rinnovamento vero.
Questo è risanamento vero dell'essere uomo.
Tutte le anime rientrano
nella luce dell'Amore.*

6. Capitolo – Sulla natura dell'uomo

*Gioisci,
tutti gli uomini saranno uniti di nuovo
con Dio,
perché nessun uomo ha mai lasciato Dio!*

*Gioisci,
cielo e terra saranno uniti di nuovo.*

*Gioisci,
e festeggia
questo matrimonio cosmico
nel giardino della tua anima.
Gioisci,
questo è il tuo compito.*

*Gioisci,
questa è la tua via, la tua destinazione.*

*Gioisci,
Dio ti ringrazia,
come tu ringrazi Dio.*

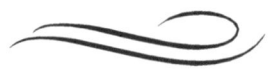

Sul risanamento dell'uomo

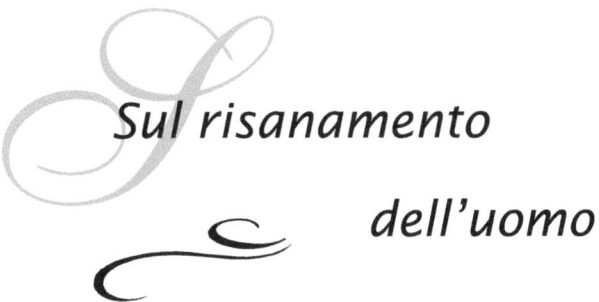

L'Amore è la massima salvezza.
L'Amore è la massima luce.
L'Amore è il massimo potere.

Tutte le anime sono
luce e Amore,
e
l'anima dell'uomo
lo è allo stesso modo.

Perciò l'Amore è
l'unica cosa
che porta veramente
risanamento all'uomo.

7. Capitolo – Sul risanamento dell'uomo

*L'uomo si ammala,
quando abbandona l'Amore.*

*L'uomo risana,
quando si volge di nuovo verso l'Amore.*

*Il vero risanamento
dell'uomo si svolge sempre in Amore.*

*Il vero risanamento
dell'uomo è sempre un risanamento
per l'uomo,
per l'umanità,
per la terra e l'intero cosmo.*

*Questo risanamento è potentissimo
e sveglia la gioia e l'Amore in te.
Questo risanamento ti porta
alla comprensione
che tutto è uno.*

*Questo risanamento ti porta
alla comprensione
di perdonare te stesso
e tutti gli altri esseri.*

7. Capitolo - Sul risanamento dell'uomo

*Uomo, riconosci,
tutti gli esseri sono fratelli e sorelle
nella luce!*

*Riconosci,
non ci sarà né discordia
né disarmonia,
perché in te c'è armonia e pace.*

*Come tu possa essere ancora triste,
afflitto e amareggiato,
quando hai la certezza
di essere di Dio?*

*Ogni tristezza, ogni amarezza,
ti indurisce soltanto
e questo non corrisponde
al tuo vero essere.*

*Il tuo vero essere porta armonia
a tutti gli esseri
ed è lontano da ogni disarmonia.*

*Dunque sia felice,
perché sei della felicità.*

7. Capitolo – Sul risanamento dell'uomo

*Come puoi pensare
di vivere spiritualmente,
quando non sei felice,
quando hai ancora dubbi,
quando senti ancora furia e rabbia in te?*

Tu sei un essere della luce e dell'Amore.

*Puoi
accettarti nel gioco della luce.*

*Puoi
perderti nel gioco dell'Amore.*

*Puoi
essere nel gioco dell'Amore così come sei.*

Accettati così come sei.

*Capisci,
ogni vita veramente spirituale
ti riempie in Amore.*

*Lascia la tua vita
essere riempita di felicità e pace.*

7. Capitolo – Sul risanamento dell'uomo

*Lascia partecipare alla tua beatitudine
ogni essere della luce.*

Conosci te stesso!

*Il tuo essere-uomo
è la realtà massima dell'essere.*

*Uomo,
conosci te stesso.*

*Uomo,
conosci te stesso come essere.*

*Uomo,
conosci te stesso in tutto.*

*Uomo,
conosci te stesso come unità cosmica.*

*Uomo,
conosci te stesso come essere di Dio.*

*Uomo,
conosci il tuo vero essere.*

7. Capitolo – Sul risanamento dell'uomo

*Uomo,
conosci di essere di Dio.*

Perché essere di Dio significa:

*Vedere tutto in Amore.
Accettare tutto in Amore.
Lasciare tutto in Amore
così com'è.
Amare tutto in Amore
come corrisponde a te.*

*Così riesci a perdonarti.
Così riesci a perdonare a tutte le anime.*

*Perdonare significa:
Dire si a tutto così com'è.*

*Dire si significa:
Riconosci la realtà così,
come la riconosci nel tuo mondo.*

*Accettare la realtà significa:
Conoscenza di sé.*

7. Capitolo – Sul risanamento dell'uomo

Accettati completamente.
Accettati così come sei.
Accetta i tuoi lati bui.
Accettali e redimili nella tua luce.

Redimere i tuoi lati bui
è il più importante,
è il più difficile,
è il più bel compito
della tua vita.

Confrontati con tutto
quello che ti rende cosciente la tua anima.

Solo così riconosci il tuo destino.
Solo così ti renderai cosciente del tuo compito.
Solo così provi il vero risanamento:

Il risanamento della tua non-comprensione.
Il risanamento delle tue ego-vanità.
Il risanamento del tuo i essere-uomo intrecciato.

Il risanamento del tuo
atteggiamento negativo nei confronti di Dio.

7. Capitolo – Sul risanamento dell'uomo

*Smetti di lamentarti dell'essere solo
che sembra essere così grave.*

L'essere solo è solo un'immaginazione in te.

*Tu sei anche sano, quando sei tutt'uno con il cosmo.
Tu sei anche in Dio, quando sei tutt'uno con il cosmo.*

Entri nell'unità con Dio.

*Comunica
con tutte le anime,
sia con le anime degli uomini
sia con le anime degli animali e delle piante.*

*Questo ti porta vero risanamento.
Questo è essere un tutt'uno con il mondo spirituale.*

*Comunica con tutto che c'è.
Ne porti la capacità in te.*

*Tu sei un essere della luce e dell'Amore.
Te lo devi solo ricordare.*

7. Capitolo – Sul risanamento dell'uomo

*Prendi
contatto in Amore con tutto che c'è.*

*Accetta
il tuo sviluppo cosmico.*

*Ammetti di nuovo il tuo vero essere uomo.
Ammetti di nuovo il tuo vero modo di essere.
Ammetti di nuovo le tue visioni.
Ammetti di nuovo il tuo sorriso.*

*Sorridere porta risanamento
a te e a tutti gli esseri.*

*Sorridere significa: essere allegro.
Sorridere significa: avere un cuore aperto.
Sorridere significa: collegare tutto in Amore.*

Sorridi in Amore e crea umorismo in te.

*Umorismo
è sempre qualcosa
che collega,
qualcosa di gentile
nel apparente caos
delle vanità umane.*

7. Capitolo – Sul risanamento dell'uomo

Giubila, ridi e vivi il tuo umorismo!

Ne vale la pena,
perché sei già nei cieli,
e li c'è giubilo,
sorriso e allegria in eterno.

Ridi, prega, lavora e sia felice.

Ringrazia
il creatore per poter fare tutto questo.
Ringrazia
il creatore per poter essere uomo.

Perciò:
Impara a soffrire senza lamentarti.
Impara a soffrire e sia allegro.
Impara a soffrire e glorifica
i nomi di Dio.

Perché la vita è bella.
Perché la vita è meravigliosa.
Perché la vita è piena di luce.
Perché la vita è piena di Amore.
Perché la vita è degna di essere vissuta.

7. Capitolo – Sul risanamento dell'uomo

*Questo è il messaggio
dell'Amore alla tua anima.*

*Non c'è niente di più bello,
niente di più prezioso per te
che vivere la tua vita.*

*Uomo,
rallegrati,
perché i tempi
dell'Amore e della redenzione sono arrivati!*

Sul suono
– la musica dell'Amore

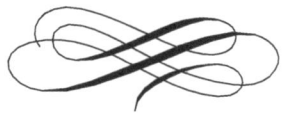

Tutto che c'è,
è Amore, verità e suono.

L'universo è suono.
Il mondo è suono.

Persino la più piccola delle tue cellule
si compone di suono,
perché luce e suono sono un tutt'uno.

Ogni
vibrazione energetica
si esprime
tramite il suo suono individuale.

8. Capitolo – Sul suono – la musica dell'Amore

*Questo suono è udibile,
però tu lo senti
solo parzialmente con i tuoi orecchi.*

*Il tuo cuore invece sente ogni suono,
perché con il tuo cuore
tu senti l'Amore.*

*Il tuo cuore è il centro
dell'Amore e della verità assoluta.*

*Con il tuo cuore senti
quello che è reale,
perché nel cuore tu sei legato
a ogni essere, a ogni suono.*

*Se non senti più
i lodi della creazione,
allora il tuo orecchio interno è chiuso.*

*Allora sei
indurito dentro di te
e non suoni,
come tu sai suonare.*

8. Capitolo – Sul suono – la musica dell'Amore

*Allora non ti dedichi
al suono della creazione.*

*Vuoi sentire di nuovo
il suono e essere sano, allora
occupati di musica,
perché anche la musica ti può risanare.*

*È la musica della natura
e la musica del cosmo,
che viene percepita dagli esseri creativi,
dalle muse, e poi trasformata
da musicisti dotati
in musica udibile.*

Musica è espressione dell'Amore.

*Tutti i musicisti importanti sono
tanto pieni di Amore che i loro cuori
traboccano di suono,
traboccano di vibrazione
della musica dell'Amore.*

*Perché i vostri grandi compositori
sono uomini molto spirituali.*

8. Capitolo – Sul suono – la musica dell'Amore

*Non compongono
veramente la musica.*

*Loro l'ascoltano attentamente
nei cieli,
baciati dalle loro muse.*

*Senti,
affinché il tuo cuore non indurisca,
affinché ti
conosci di nuovo e ti comprendi
come fratello e come sorella
della natura e della creazione.*

*È ora
di aprire di nuovo il tuo cuore a questo.*

*È ora
di benedire in Amore
la natura e tutto quello che ci vive e che ci ama.*

Benedici in Amore tutto quello che incontri!

*Così torni
nel fiume della tua vita.*

8. Capitolo - Sul suono - la musica dell'Amore

*Così restituisci
la salvezza,
come tu stesso
hai ricevuto la salvezza.*

*Anche gli angeli
e tutti gli esseri nella luce
ascoltano attentamente
il suono infinito dei mondi.*

*Tutti ascoltano attentamente
in estasi e beatitudine
le diverse variazioni di suono:
il suono dell'acqua,
il suono di una sorgente,
il suono di un ruscello,
il suono di un fiume,
il suono del mare.*

*Acqua simboleggia anche purificazione
ed è
luce materializzata,
e condesata nel suono.*

Allora purificati in questo suono.

8. Capitolo – Sul suono – la musica dell'Amore

Il suono dell'acqua
ti colpisce lì, dove ti tocca subito.

Ti calma.
Ti riporta
al tuo proprio suono,
al tuo proprio essere.

Il suono dell'acqua
ti risana,
quando non senti più
con il tuo orecchio interiore,
perché sei legato alla materia.

Il suono dell'acqua,
apre il tuo orecchio interiore
per la vibrazione divina,
per il suono cosmico.

Il suono cosmico
è il tuo vero essere,
siccome sei una vibrazione dell'Amore.

Allora ascolti il suono dell'acqua,
affinché risani.

8. Capitolo - Sul suono - la musica dell'Amore

*Come questo suono dell'acqua
risana te,
così risana
anche tu l'acqua con il tuo suono.*

*E siccome tu sei
un essere della luce
puoi benedire
le sorgenti,
i ruscelli,
i fiumi e il mare,
affinché diventino più lucenti
tramite il tuo Amore,
perché l'Amore
non è mai un processo unilaterale.*

*Solo così fa senso.
Solo così sei in movimento.
Solo così sei un essere della luce.
Solo così sei un essere dell'Amore.
Solo così sei un essere della creazione.*

*Sia cosciente,
l'acqua e gli esseri nell'acqua
desiderano il tuo Amore risanante.*

8. Capitolo – Sul suono – la musica dell'Amore

*Come tu sei Amore risanante
per tutti gli esseri,
così tutti i suoni della natura
risanano anche te:
il canto
del vento negli alberi,
la canzone di un uccello e
lo stridere di un grillo.*

*Ogni suono della natura ti risana.
Ogni suono è Amore che ti risana.*

*Chi allora crede che il canto di un uccello
non abbia niente a che fare con la musica
sbaglia.*

Così gli uccelli lodano la creazione.

*Tutto che sta lodando il creatore,
ha la stessa vibrazione
ed è espressione dell'unico vero Amore.*

*Come essere dell'anima,
cantare per te è uno stato tutto naturale
quando non stai sulla terra.*

8. Capitolo - Sul suono - la musica dell'Amore

Anche gli angeli cantano nei cieli.

*Allora anche tu puoi aprirti di nuovo
a lodare la creazione
tramite il tuo canto.*

*Musica è
la vibrazione divina che ti apre.*

*Musica è
la vibrazione divina
che apre il tuo cuore
per l'uni-suono di ogni essere.*

*Canta in Amore,
perché
il cosmo è pieno di suono,
è pieno di lodi per la creazione.*

Apriti al tuo suono.

Dedicati alla tua propria melodia.

*Dedicandoti al tuo suono,
ti dedichi alla tua melodia.*

8. Capitolo – Sul suono – la musica dell'Amore

*Allora
senti la tua ricchezza di luce.*

*Allora
senti la tua capacità di amare.*

*Allora
ascolti la musica divina in te.*

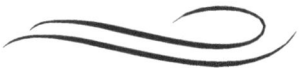

Sul ballo

– il gioco della luce

Shiva balla
il ballo divino,
il girotondo cosmico
il ballo degli atomi
il ballo della creazione.

Tutto
il cosmo,
tutti gli esseri,
tutti gli angeli,
ogni essere
vibra
e
balla.

9. Capitolo – Sul ballo – il gioco della luce

Come essere della luce,
come essere dell'Amore,
anche tu sei un essere che vibra,
anche tu sei un essere che balla.

Vibrare significa: non essere legato!

Ballare significa: non essere legato!

Vibrare e ballare
ti libera
dal gioco di Maya qui sulla terra,
e senti così
il gioco dell'Amore in te.

L'Amore è sempre slegato.

L'Amore non si fa legare.
L'Amore non si fa tenere.

È un espressione
dell'Amore
di legare,
ma
di stesso non essere legato.

9. Capitolo – Sul ballo – il gioco della luce

Quest'è il gioco dell'Amore,
e nel ballo senti
l'espressione sonora
di questo gioco.

Nel ballo ti dedichi completamente
alla tua vibrazione
lodendo così la creazione.

Ogni singola cellula del tuo corpo
vibra e balla
nei lodi della creazione
nella luce, ed è luce.

Il ballo esprime
il tuo ringraziamento
di poter essere qui sulla terra.

Questa volta non era facile
di venire sulla terra,
perché troppi esseri vorrebberro
incarnarsi come uomo.

Allora ringrazia Dio
e lodalo in eterno.

*Perché questa è la massima felicità
che ti puoi immaginare.*

Perciò sia felice, canta e balla.

*Quando canti e balli,
sei felice,
e questa è l'espressione naturale
del tuo essere sin dal principio dei tempi.*

Balla, uomo,

*per far sciogliere la tua amarezza,
il tuo indurimento,
il tuo egocentrismo.*

Balla, uomo,

nella luce, perché sei un ballerino della luce.

Balla, uomo,

*perché essendo ballerino della luce,
lodi il creatore tramite il tuo ballo
pieno d'Amore e di devozione.*

10. Capitolo

Sulla luce e sui colori
– la vita è colorata

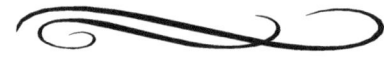

Quanto l'Amore si esprime
come suono,
tanto si esprime
in tutte le variazioni
della luce.

Queste variazioni della luce
le percepisci
come colori.

Ogni essere è luce.
Ogni essere è Amore.
Ogni essere è colore.

10. Capitolo – Sulla luce ed i colori – la vita è colorata

*Uomo, riconosci,
sei un bambino della luce.*

*Uomo, riconosci,
sei un bambino dell'Amore.*

*Uomo, riconosci,
sei un bambino dei colori.*

*Sei il pittore
della tua realtà,
perché la tua vita
è un ritratto delle tue idee.*

*E nel ritratto delle tue idee
riconosci
che la vita è bella e piena di colori,
perché è nel fiume dell'Amore
e tu la puoi vivere.*

*Uomo, considera
questo,
perché
tu sei il creatore
del tuo mondo.*

10. Capitolo – Sulla luce ed i colori – la vita è colorata

*Uomo, considera
questo, affinché non rendi
la tua vita grigia e triste.*

*Tu solo decidi
quanto la tua vita è piena di colori.*

Deciditi!

*Se tu sei colorato e pieno di luce,
anche la tua vita è colorata,
anche la tua vita è piena di luce.*

*Però, se abbandoni
la luce e i colori,
sei buio, e il buio ti circonda.*

*Però ogni tristezza,
ogni oscurità e ogni amarezza
sono solo paure materializzate
e timori nella tua idea.*

*Lavorando con i colori,
porti luce nella tua vita.*

10. Capitolo – Sulla luce ed i colori – la vita è colorata

Perché ogni oscurità, ogni tristezza
sparisce tramite la luce dei colori.

Come la natura splende in tutti
i colori dello spettro della luce,
così anche tu puoi splendere
in tutti i colori dello spettro della luce.

Porta i colori nella tua coscienza,
e la tua vita
cambia in gioia,
in calma e
in tutti i colori magnifici di questo mondo.

Perché tu sei un bambino del sole.
Perché tu sei un bambino della luce.
Perché tu sei
la felicità che splende chiara in eterno.

Ogni singolo colore
simboleggia
un aspetto
della tua coscienza,
e la somma di tutti i colori la sei tu.

10. Capitolo – Sulla luce ed i colori – la vita è colorata

*Lavorando con i colori
ti riconosci
tramite i colori della tua scelta,
e hai accesso alla
tua coscienza.*

*La tua coscienza si esprime
anche nel colore oro.*

*Perché adesso
comincia di nuovo l'epoca d'oro.*

*E nell'epoca d'oro, l'oro è
un espressione naturale
dell'uomo,
perché l'uomo è in Dio,
come Dio è in lui.*

*Chi è nell'oro,
non può essere nel buio.
Chi è nella luce, non può essere scoraggiato.*

*Nella luce sparisce ogni ombra,
come solo
nel buio può crescere l'amarezza.*

*Lavorare con i colori
è molto sano per te.*

*Perché
sei pieno di colori.*

*Perché
sei eterno.*

*Perché
sei la beatitudine eterna piena di colori.*

Sulla comunicazione
- lo scambio nel cosmo -

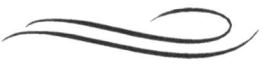

Tutti gli esseri
comunicano tra loro nella luce.

Tutto è coscienza
e collegato tra se.
Tutto scorre, e tutto vuole essere in tutto
essendo cosciente dei suoi legami.

Così anche tu come uomo
sei collegato con tutto che c'è,
sei collegato
con tutto l'essere.

11. Capitolo – Sulla comunicazione – lo scambio nel cosmo

*Così anche tu come uomo
sei collegato e comunichi
con Dio.*

*Questo è possibile
perché la tua anima,
incarnatasi come uomo,
vive contemporaneamente nei cieli.*

*Perciò
la comunicazione
non è solo
uno scambio d'informazioni,
ma anche
una conferma
dei legami cosmici.*

*Perciò sei
un essere comunicativo.*

*Perciò questo è la tua natura.
Perciò scambiati coscientemente.*

*Ricordati che puoi avere accesso
a tutte le dimensioni della tua coscienza.*

11. Capitolo – Sulla comunicazione – lo scambio nel cosmo

*Ricordati che puoi avere accesso
a tutte le incarnazioni e a tutti i cicli delle terre
che mai hai vissuto.*

*Poiché tu sei qui e adesso
la somma di tutte le tue
esperienze e incarnazioni.*

*E siccome hai accesso a tutto che c'è,
lascia comunicare
la tua coscienza anche con
i tuoi lati bui,
affinché diventino più luminosi.*

*Così impari
comunicare in Amore
con te,
con tutti gli uomini,
con tutti gli esseri della luce.*

Ricordati, ne sei capace.

*Ricordati, sei capace
ammettere di nuovo nella tua coscienza
questo modo
di comunicazione.*

11. Capitolo - Sulla comunicazione - lo scambio nel cosmo

*Ricordati, sul livello dell'anima,
sei collegato con tutto che c'è.*

*Ricordati, vivi in un tempo
in cui non hai più uno scambio cosciente
con le piante
e con gli animali.*

*Solo poche anime e
anime saggie sanno
che è possibile comunicare
con il mondo delle piante,
con il mondo degli animali
e perfino
con il mondo dei minerali.*

*Senti,
i mondi degli esseri
cercano parlare con te,
siccome da parte loro c'è apertura.*

Il mondo delle piante te lo indica:

Apriti!

11. Capitolo – Sulla comunicazione – lo scambio nel cosmo

Il mondo degli animali te lo indica:

Apriti!

Il mondo dei minerali te lo indica:

Apriti!

*Apri il tuo cuore
e senti i tuoi legami.*

*Parla con tutto che c'è,
e collegati con tutto.*

*L'Amore è
la lingua del tuo cuore,
la lingua
che collega tutto.*

Ne sei capace, allora fidati.

*Fa parte del tuo destino
di esaudire le piante e gli animali, i minerali,
tutti gli spiriti della natura,
tutti i Devas e gli angeli.*

*Abbracciali nel tuo cuore
e farli partecipare al
tuo Amore.*

*Aumenta così la tua coscienza,
perché questa è la tua missione
nella luce dell'Amore.*

*Evolvi tutta la creazione
tramite l'Amore del tuo cuore.*

*Comunica
e collegati con tutto.*

Perché vera comunicazione significa:

*Coscienza della propria
divinità cosmica.*

Perché vera comunicazione significa:

*Risanare e essere onniunito con tutto,
con Dio.*

Trasmetti questo a tutti gli esseri e a tutti i mondi.

Sul tuo essere nell'universo

Uomo,
completi ora
quello che ti sei ripromesso
prima della tua incarnazione presente
come coscienza cosmica.

Uomo,
sia felice, perché il regno dei cieli è arrivato.

Sei liberato, puoi terminare.

Non deva mai finire il tuo giubilo.
Non deva mai finire neanche la tua gratitudine.

La tua gratitudine al Dio dell'Amore.
La tua gratitudine al Dio che ti ha redento.

12. Capitolo – Sul tuo essere nell'universo

*Grazie,
perché
hai già conosciuto la liberazione.*

*Grazie,
perché
ora anche
tutti gli altri esseri saranno liberati.*

*La tua redenzione avveniva
tramite la grazia di Dio.
La redenzione di tutti gli altri esseri
avviene tramite la tua grazia.*

*Riconosci
che tu sei responsabile per tutto
quello che succede.*

*Riconosci
ch'è arrivata l'ora
per il tuo compito
di liberare tutti gli esseri.*

*Riconosci
che hai un compito di luce.*

12. Capitolo – Sul tuo essere nell'universo

*Riconosci
che hai un compito di Amore e
che risani tramite
il tuo compito per questo mondo.*

*Riconosci
che risani tramite
l'attività infinita di Deva per la creazione.*

*Riconosci,
essere uomo significa: essere luce.*

*Riconosci,
essere uomo significa: essere portatore
di luce.*

*Riconosci,
essere uomo significa:
essere latore di luce.*

*Perché sei l'ambasciatore della luce.
Perché sei il portatore della luce.*

Perciò trasmetti la tua luce.

*Cosa serve
al mondo, se hai la luce in te?*

12. Capitolo – Sul tuo essere nell'universo

*Che serve
a tutti gli altri esseri,
se non la trasmetti?*

*Da latore di luce,
devi trasmettere la luce.*

*Sei responsabile
di trasmettere la luce,
di trasmettere la luce
a tutti gli esseri
e
di illuminare il cosmo
con la tua luce.*

Pensaci sempre:

*Chi ha gli orecchi per sentire, senta.
Chi ha gli occhi per vedere, veda.
Chi cerca il regno di Dio, si rivolga a se stesso.*

Perché il regno di Dio è in te.

*Perché il tuo corpo è
il tempio della tua anima.*

12. Capitolo – Sul tuo essere nell'universo

*Vivi solo
le conseguenze delle tue azioni.*

*Vivi solo
la tua realtà.*

*Vivi solo quello
che crei nel tuo mondo interiore.*

Tu stesso crei il tuo mondo.

*Non puoi ritenerne
responsabile niente e nessuno.*

*Il tempo
di lagnarsi
e di lamentarsi è passato.*

*L'inferno ormai non c'è più.
L'inferno splende di Amore.*

*Perché sei già nella luce,
sei luce redenta.*

Perché in verità sei Lucifero redento.

12. Capitolo – Sul tuo essere nell'universo

*Dunque non lagnarti e non lamentarti
ma sia felice e giubila.*

*Sia sereno e allegro,
perché sei liberato.*

*Perché sei nell'oro
e sei l'oro.*

*Perché sei nella luce
e sei la luce.*

*Perché tutto è luce, come tu sei nella luce.
Perché tutto è suono, come tu sei nel suono.
Perché tutto è lauda celeste.*

*Glorifica infinitamente il nome del Signore,
perché tutto mira al compimento.*

*Non sei venuto al mondo
per annunciare e per fare il missionario.*

No!

Sei venuto per compiere.

12. Capitolo – Sul tuo essere nell'universo

*Dunque canta
e sia nell'uni-suono con tutto.*

*Dunque canta
e ne sfrutta ogni occasione.*

*Dunque canta
le tue laude
nel coro cosmico.*

*Gioisci
infinitamente e sia felice infinitamente.*

*Gioisci
sei l'Alpha e sei l'Omega.
Gioisci,
sei l'espressione dell'Amore divino.*

Gioisci, è arrivato il regno dei cieli.

*Uomo, sia contento,
riscopri il regno dei cieli
di nuovo in te.*

OM SAI RAM

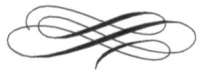

Su Steed Dölger:

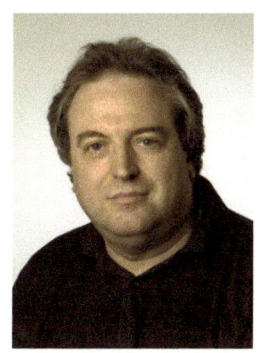

Nella sua tradizione gli uomini vengono accompagnati sulla loro via di luce, la via d'oro del cuore.

Nella sua luce e nel suo Amore gli uomini si ricordano le loro origini divini. Tramite *Riconosci Te Stesso* conoscono che la loro vera vocazione è Amore.

Contatto

www.steed-doelger.de

italienisch – italiano

*Per questioni di comprensione
si rivolgi al traduttore:
Neela Eva Klug
www.neela-consulting.de*

Liebe - Die Bestimmung des Menschen
(Edizione originale in tedesco)

Traduzioni:
(fino 2016)

Love - The Nature of Man

Amour - La destinée de l'homme

Liefde - De bestemming van de mens

Amore - Il destino dell'uomo

Miłość – przeznaczenie człowieka

Любовь – Предназначение Человека

In preparazione:

spagnolo, greco, croato